Sitzungsberichte der Heidelberger Akademie der Wissenschaften
Mathematisch-naturwissenschaftliche Klasse·

Die Jahrgänge bis 1921 einschließlich erschienen im Verlag von Carl Winter, Universitätsbuchhandlung in Heidelberg, die Jahrgänge 1922–1933 im Verlag Walter de Gruyter & Co. in Berlin, die Jahrgänge 1934–1944 bei der Weißschen Universitätsbuchhandlung in Heidelberg. 1945, 1946 und 1947 sind keine Sitzungsberichte erschienen.

Ab Jahrgang 1948 erscheinen die „Sitzungsberichte" im Springer-Verlag.

Inhalt des Jahrgangs 1967/68:

1. E. Freitag. Modulformen zweiten Grades zum rationalen und Gaußschen Zahlkörper. (vergriffen).
2. H. Hirt. Der Differentialmodul eines lokalen Prinzipalrings über einem beliebigen Ring. (vergriffen).
3. H. E. Suess, H. D. Zeh und J. H. D. Jensen. Der Abbau schwerer Kerne bei hohen Temperaturen. Antiquarisch. Preis auf Anfrage.
4. H. Puchelt. Zur Geochemie des Bariums im exogenen Zyklus. (vergriffen).
5. W. Hückel. Die Entwicklung der Hypothese vom nichtklassischen Ion. Antiquarisch. Preis auf Anfrage.

Inhalt des Jahrgangs 1968:

1. A. Dinghas. Verzerrungssätze bei holomorphen Abbildungen von Hauptbereichen automorpher Gruppen mehrerer komplexer Veränderlicher in eine Kähler-Mannigfaltigkeit. Antiquarisch. Preis auf Anfrage.
2. R. Kiehl. Analytische Familien affinoider Algebren. Antiquarisch. Preis auf Anfrage.
3. R. Düren, G.-P. Raabe und Ch. Schlier. Genaue Potentialbestimmung aus Streumessungen: Alkali-Edelgas-Systeme. Antiquarisch. Preis auf Anfrage.
4. E. Rodenwaldt. Leon Battista Alberti – ein Hygieniker der Renaissance. Antiquarisch. Preis auf Anfrage.

Inhalt des Jahrgangs 1969/70:

1. N. Creutzburg und J. Papastamatiou. Die Ethia-Serie des südlichen Mittelkreta und ihre Ophiolithvorkommen. Antiquarisch. Preis auf Anfrage.
2. E. Jammers, M. Bielitz, I. Bender und W. Ebenhöh. Das Heidelberger Programm für die elektronische Datenverarbeitung in der musikwissenschaftlichen Byzantinistik. Antiquarisch. Preis auf Anfrage.
3. M. Knebusch. Grothendieck- und Wittringe von nichtausgearteten symmetrischen Bilinearformen. (vergriffen).
4. W. Rauh und K. Dittmar. Weitere Untersuchungen an Didiereaceen. 3. Teil. Antiquarisch. Preis auf Anfrage.
5. P. J. Beger. Über „Gurkörperchen" der menschlichen Lunge. Antiquarisch. Preis auf Anfrage.

Inhalt des Jahrgangs 1971:

1. E. Letterer. Morphologische Äquivalentbilder immunologischer Vorgänge im Organismus. (vergriffen).
2. J. Herzog und E. Kunz. Die Wertehalbgruppe eines lokalen Rings der Dimension 1. (vergriffen).
3. W. Maier. Aus dem Gebiet der Funktionalgleichungen. Antiquarisch. Preis auf Anfrage.
4. H. Hepp und H. Jensen. Klassische Feldtheorie der polarisierten Kathodenstrahlung und ihre Quantelung. Antiquarisch. Preis auf Anfrage.
5. H. Koppe und H. Jensen. Das Prinzip von d'Alembert in der Klassischen Mechanik und in der Quantentheorie. (vergriffen).
6. W. Doerr. Wandlungen der Krankheitsforschung. (vergriffen).
7. K. Hoppe. Über die spektrale Zerlegung der algebraischen Formen auf der Graßmann-Mannigfaltigkeit. Antiquarisch. Preis auf Anfrage.

Inhalt des Jahrgangs 1972:

1. W. H. H. Petersson. Über Thetareihen zu großen Untergruppen der rationalen Modulgruppe. (vergriffen).

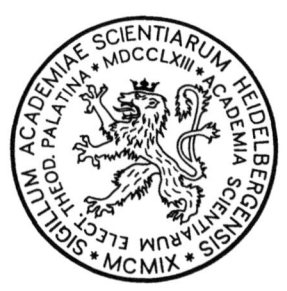

Sitzungsberichte der Heidelberger Akademie der Wissenschaften
Mathematisch-naturwissenschaftliche Klasse
Jahrgang 1982, 1. Abhandlung

Ernst G. Jung

Licht und Hautkrebse
Modelle und Risikoerfassung

Mit 13 Abbildungen

Vorgetragen in der Sitzung vom 27. Juni 1981

Springer-Verlag Berlin Heidelberg New York 1982

Professor Dr. Ernst G. Jung
Direktor der Hautklinik
Fakultät für Klinische Medizin Mannheim
der Universität Heidelberg
Postfach 23
6800 Mannheim

ISBN-13: 978-3-540-11423-9   e-ISBN-13: 978-3-642-46459-1
DOI: 10.1007/978-3-642-46459-1

Das Werk ist urheberrechtlich geschützt. Die dadurch begründeten Rechte, insbesondere die der Übersetzung, des Nachdruckes, der Entnahme der Abbildungen, der Funksendung, der Wiedergabe auf photomechanischem oder ähnlichem Wege und der Speicherung in Datenverarbeitungsanlagen bleiben, auch bei nur auszugsweiser Verwertung, vorbehalten.
Die Vergütungsansprüche des § 54, Abs. 2 UrhG werden durch die „Verwertungsgesellschaft Wort", München, wahrgenommen.

© Springer-Verlag Berlin Heidelberg 1982

Die Wiedergabe von Gebrauchsnamen, Warenbezeichnungen usw. in diesem Werk berechtigt auch ohne besondere Kennzeichnung nicht zu der Annahme, daß solche Namen im Sinne der Warenzeichen- und Markenschutz-Gesetzgebung als frei zu betrachten wären und daher von jedermann benutzt werden dürften.

2125/3140-543210

Licht und Hautkrebse*
Modelle und Risikoerfassung

Zusammenfassung
Präcancerosen und Malignome der Haut sind häufig lichtlokalisiert und lichtausgelöst. Auftreten und Häufigkeit hängen ab von Ausmaß und Frequenz starker Lichtexpositionen der Haut, aber auch vom Pigmentkleid und der Effektivität cellulärer Reparaturmechanismen. Zudem spielt die immunologische Selbstüberwachung eine Rolle. Modellkrankheiten, wie Albinismus und Xeroderma pigmentosum, haben wesentliche pathogenetische Einblicke ermöglicht. Die Erfassung des individuellen Risikos für lichtinduzierte Spätschäden zeichnet sich ab. Die Messung der cellulären Reparaktivität, der persistenten Dimere, der spontanen und der lichtinduzierten SCE und der Persistenz eines kräftigen Erythems führen zur Absteckung eines sog. „Risikospektrums", welches die Basis darstellt zur individuellen Beratung und zur prophylaktischen Maßnahme.

Summary
Precanceroses and malignancies of the skin are UV-induced and therefore usually found in lightexposed areas. Occurence and frequency are as well dependent on the intensity of exposure to sun light as on pigmentation and the effectiveness of cellular repair mechanisms. In addition immunological self surveillance is playing an important role.
Deseases like albinism and xeroderma pigmentosum have given substantial aspects of the pathomechanism. The comprehension of individual risk of light induced damage is outlined. The measurement of cellular repair capacity, of persistent dimers, of spontaneous and of light induced SCE and the persistance of a marked erythema define a spectrum of risk factors, which gives a basis for individual risk evaluation and active prophylaxis.

Lichtkrebse der Haut sind sehr häufige und multipel auftretende bösartige Tumoren des Menschen. In der Regel nehmen sie als Spinaliome oder Basaliome ihren Ausgang vom System der Keratinocyten oder gehen, wenn auch seltener, vom Melanocytensystem aus. Die melanotischen Präcancerosen und die auf solchen entstehenden Melanome (LMM) sind lichtlokalisiert und die Lichtentstehung ist gesichert. Anders verhält es sich mit den primär nodulären Melanomen (NM) und den oberflächlich spreitenden Melanomen (SSM), die nicht

---
* Die klinisch-experimentelle Untersuchung erfolgte im Rahmen des SFB 136 (A1) der Deutschen Forschungsgemeinschaft

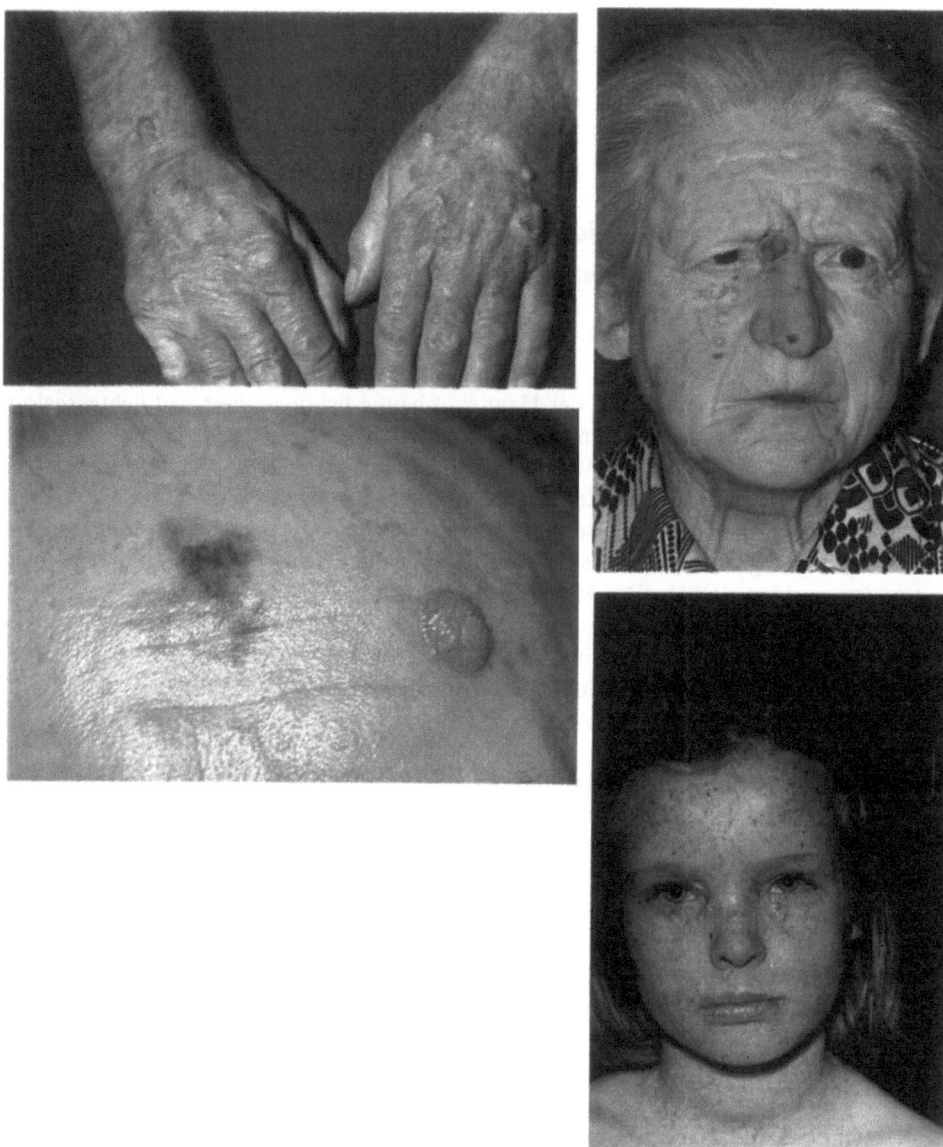

Abb. 1. Multiple plane und verrucöse Präcancerosen sowie exulcerierte Spinaliome in atrophischer Haut auf den Handrücken eines 70jährigen Landwirts

Abb. 2. Kugeliges Spinaliom an der Stirne links bei einem 75jährigen Landarbeiter mit benachbarter melanotischer Präcancerose (Stirnmitte)

Abb. 7. 73jährige Landwirtin mit Tyrosinase-negativem Albinismus. Das lichtexponierte Gesicht zeigt die aktinische Elastose, die Atrophie der Epidermis und multiple Basaliome sowie einige Präcancerosen

typisch lichtlokalisiert auftreten und deren Zusammenhang mit der Lichtexposition zweifelhaft und ungesichert ist.

Auf den lichtexponierten Hautarealen finden sich in der durch die aktinische Elastose flächig gekennzeichneten Haut multiple plane und verrucöse Präcancerosen (Abb. 1) sowie in bestimmten Fällen vereinzelte melanotische Präcancerosen (Abb. 2). Man schätzt, daß 15 bis 25% der verrucösen Präcancerosen ein Plattenepithelcarcinom realisieren, während angenommen wird, daß 50% der melanotischen Präcancerosen zur Ausbildung eines knotigen Melanoms gelangen. Klinisch, histologisch, morphodynamisch und prognostisch ist die zweischrittige Carcinogenese sehr deutlich erkennbar. Zwischen der ursächlichen Lichtexposition und dem Auftreten der Präcancerosen und Lichtkrebse liegt eine Latenzzeit von Jahren bis Jahrzehnten. Carcinogen erweist sich das natürliche UVB (290–315 nm) und in Tierexperimenten auch das kurzwellige UVB und das UVC [6, 8]. Dazu ist es wichtig zu wissen, daß die Globalstrahlung (Sonnenstrahlung, welche die Erdoberfläche erreicht) ein durch die Luftschichten speziell gefiltertes Spektrum aufweist (Abb. 3), welche verschiedene Wellenlängen des elektromagnetischen Spektrums (Abb. 4) unterschiedlich intensiv enthält. Über die gebräuchlichen Maßeinheiten gibt Tabelle 1 Aufschluß.

Manifestationsalter, Frequenz und Verteilung der aktinischen Lichtschäden, insbesondere der Lichtkarcinome, sind einerseits von der Bestrahlung (in der Regel Sonnenexposition) abhängig und andererseits vom Schutz und dem Reparaturverhalten der Haut des exponierten Menschen [6, 8, 19]. Die Bestrahlung durch Sonnenlicht unterliegt Modifikationen und ist abhängig von der geographischen Lage, der Höhe über dem Meer, den klimatischen Zusatzverhältnissen sowie vom Schutzverhalten der Betroffenen (Haartracht, Kleidung, Sonnenschutz, Sonnenverhalten etc.).

Die Lichtempfindlichkeit der Haut für lichtinduzierte Spätschäden (Lichtkarcinome, aktinische Elastose) ist abhängig vom *Pigmentkleid* und dem Bräunungsverhalten der Haut. Dabei spielen rassische Pigmentunterschiede eine entscheidende Rolle. Als Modell zur Beurteilung der Bedeutung des Pigmentschutzes dient der Formenkreis des Albinismus (Abb. 7). Bei diesen Erbkrankheiten ist die Ausbildung des funktionellen Melaninpigmentes gestört. Die Lichtcarcinome treten auf den ungeschützt getragenen und nicht pigmentierten Hautstellen in deutlich größerer Zahl aber mit vergleichsweise normaler Latenzzeit auf. Dies gilt auch für Menschen mit einer sog. hellen Komplexion (blonde Haare, blaue Augen, Sommersprossen: Hauttyp I) und entsprechend weniger für Hauttypen II bis IV (vgl. Tabelle 2).

◁ **Abb. 10.** Xeroderma pigmentosum bei einem 8jährigen Mädchen. Die lichtexponierten Stellen des Gesichtes zeigen die charakteristische Pigmentinkontinenz und auf den Sonnenterrassen des Gesichtes multiple Präcancerosen und beginnende Spinaliome. Die Unterlippe ist ebenfalls mit betroffen

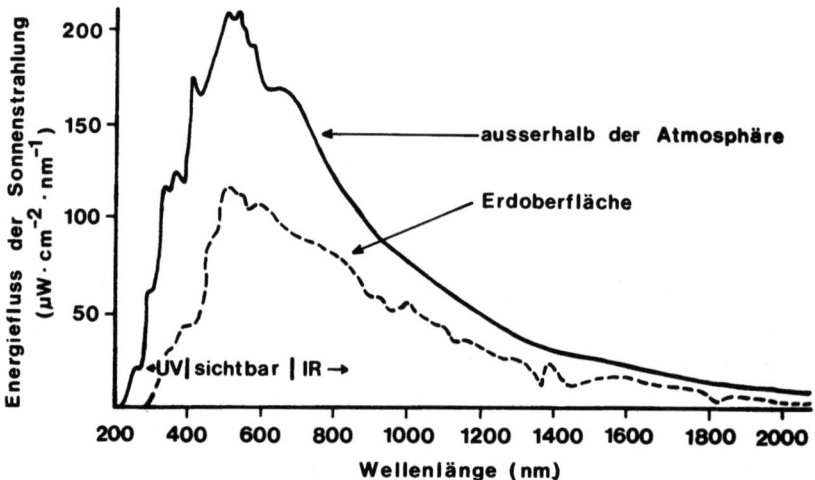

Abb. 3. Energiefluß der Sonnenstrahlung pro nm in Abhängigkeit von der Wellenlänge. Vergleich der Sonnenstrahlung außerhalb der Atmosphäre (12000 m ü. d. M.) mit derjenigen auf der Erdoberfläche

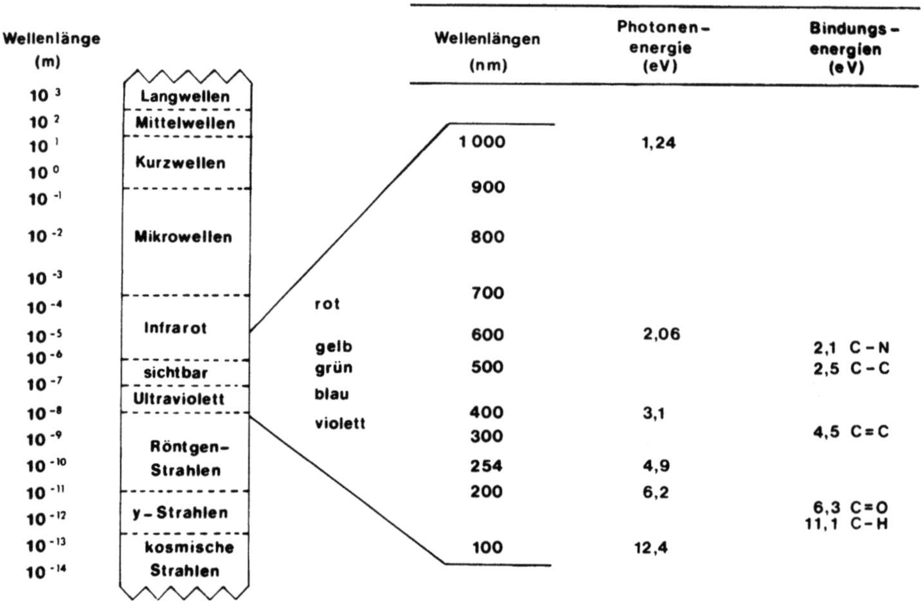

Abb. 4. Das elektromagnetische Spektrum mit den Beziehungen zwischen Wellenlänge, Photonenenergie und Bindungsenergie

Abhängig vom Pigmentierungsgrad findet sich eine Parallele der Lichtempfindlichkeit der menschlichen Haut zum Ausmaß und zur Effektivität der cellulären *Reparaturmechanismen*. Als Modell zur Erfassung und zur Beurtei-

Tabelle 1. Abkürzungen gebräuchlicher Maßeinheiten

Länge:	m	Meter	
	mm	Millimeter	$= 10^{-3}$ m
	µm	Mikrometer	$= 10^{-6}$ m
	nm	Nanometer	$= 10^{-9}$ m
	Å	Angström	$= 10^{-10}$ m
Zeit:	s	Sekunde	
Energie:	J	Joule	= Wattsekunde
	erg	10^{-7} Joule	
	ev	Elektronenvolt	$= 1,6 \cdot 10^{-19}$ Joule
Dosis:	$J \cdot m^{-2}$		

Tabelle 2. Hauttypen, eingeteilt nach Pigmentierung und Lichtempfindlichkeit

Hauttyp	Anamnese, klinischer Eindruck
I	Immer Sonnenbrand, nie Pigmentierung
II	Immer Sonnenbrand, anschließend leichte Pigmentierung
III	Manchmal Sonnenbrand, immer gefolgt von Pigmentierung
IV	Niemals Sonnenbrand, immer Pigmentierung

lung der Bedeutung dieser Mechanismen dient der Formenkreis des Xeroderma pigmentosum (XP). Es handelt sich um Erbkrankheiten, bei welchen das Reparaturvermögen eingeschränkt oder defekt ist (Abb. 10). An lichtexponierter Haut treten Lichtcarcinome und Melanome in großer Zahl und mit stark verkürzter Latenzzeit auf. XP-Patienten sind wesentlich stärker lichtempfindlich, gravierender lichtgefährdet und erleiden früher ihre multiplen Hauttumoren, an welchen sie oft vorzeitig versterben [7, 13, 16, 24].

Als dritter Faktor zur Kontrolle und Limitierung der lichtinduzierten Hauttumore scheint auch die immunologische *Selbstüberwachung* eine Rolle zu spielen. Diese scheint für die lange Latenzzeit zwischen Bestrahlung und Manifestation verantwortlich zu sein und wahrscheinlich auch für die partielle Realisierung von Tumoren aus den Präcancerosen [14]. Bei Nierenpatienten mit langfristiger Immunsuppression hat sich gezeigt, daß das klinische Muster und die Anordnung von Lichtcarcinomen nicht entscheidend von denjenigen bei lichtexponierten Normalpersonen abweicht, daß aber die Latenzzeit wesentlich verkürzt ist [4, 12, 18, 20].

Der Zusammenhang zwischen Pigmentverhalten, cellulärer Reparaturmöglichkeit und dem Erythemverhalten (minimale Erythemdosis, MED) der Haut mit der relativen Carcinomempfindlichkeit ist in Abb. 5 schematisch dargestellt.

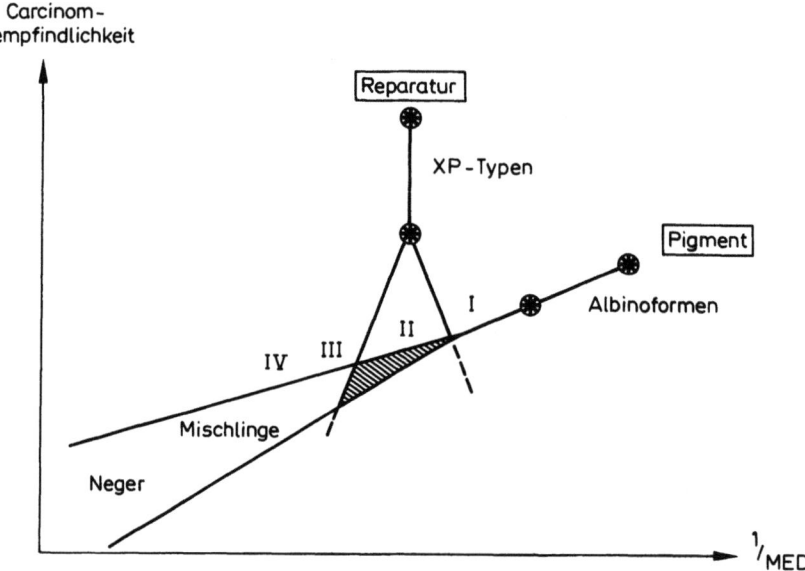

Abb. 5. Schematische Darstellung der Carcinom-Empfindlichkeit der menschlichen Haut in umgekehrter Abhängigkeit von der MED. Einflüsse von Pigmentgehalt und Reparaturaktivität

Um Einblicke in die Lichtcarcinogenese und um eine Grundlage für eine prospektive Risikoerfassung mit individueller Beratung zu bekommen, muß die Kaskade der physikalischen, photochemischen und cellulären Ereignisse vorgestellt werden, die im Anschluß an eine UVB-Bestrahlung der Haut im Zeitraum eines cellulären Generationscyclus abläuft.

A. Kaskade der lichtinduzierten Ereignisse und Schutzmechanismen in der menschlichen Haut (Abb. 6)

Die primäre Auswirkung einer Strahlung auf ein Substrat, in diesem Fall auf die menschliche Haut, ist physikalischer Natur. Die Absorption der UV-Phototenen geschieht an den Bindungselektronen der Moleküle, die auf ein energiereicheres Niveau (Orbitale) angehoben werden. Dieser angeregte Zustand eines Moleküls ist unstabil und wird unter Abgabe von Energie in den Grundzustand zurückfallen. Ein Teil dieser Energie wird wieder freigesetzt in der Form von Sekundärstrahlung (Fluorescenz, Phosphorescenz), als Wärme oder als photoelektrische Energie, die photobiologischen Sekundärreaktionen zugeführt werden kann. Melaninpigment, aber auch exogen zugeführte Pigmente oder absorbierende Substanzen, vermögen eingestrahlte UV-Photonen zu absorbieren, bevor sie an Molekülen lebender Zellen absorbiert werden. Diese Pigmente führen in der Regel die eingestrahlte Energie in Wärme über und entziehen sie

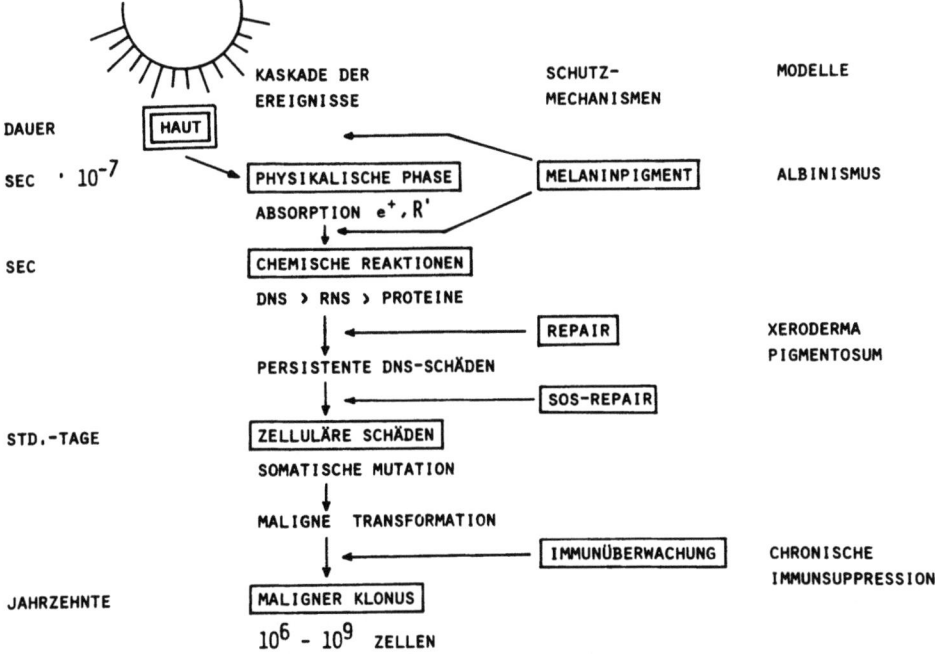

Abb. 6. Schematische Darstellung der Ereignis-Kaskade nach einer starken Sonneneinstrahlung auf die menschliche Haut. Beziehung zu Schutzmechanismen, Modellkrankheiten und der Zeitfolge

deshalb möglichen photochemischen Sekundärreaktionen. Das Modell zum Studium der Bedeutung der protektiven Absorption des Melaninpigmentes stellt der Formenkreis des Albinismus dar [6, 8], vgl. Abb. 7, S. 6.

Photochemische Sekundärreaktionen durch Absorption der eingestrahlten Photonen können an allen Strukturen der lebenden Zellen stattfinden. Von besonderer Bedeutung sind aber diejenigen an der Desoxyribonucleinsäure der Zellkerne, wo es an verschiedenen, aber immer wieder typischen Stellen zur Energieabsorption und damit zur photochemischen Reaktion kommt. Mehrere solcher Reaktionen sind möglich und treten unterschiedlich häufig auf (Abb. 8):

– Dimerisierung von zwei benachbarten Pyrimidinen (Thymin, Cytosin) desselben DNS-Stranges. Dies ist die häufigste photochemische Reaktion. Thymindimere ($\widehat{TT}$) sind wiederum die häufigsten Dimere. Im gesamten macht diese Reaktion über 70% der photochemisch induzierten DNS-Veränderungen aus. Pyrimidin-Dimere sind stabil und zerfallen nicht spontan.
– Cytosin-Hydratation, eine instabile, nur kurzfristig nachweisbare Veränderung am Cytosin eines DNS-Stranges. Wegen der Instabilität ist der Nachweis und damit auch die Festlegung der Häufigkeit schwierig.

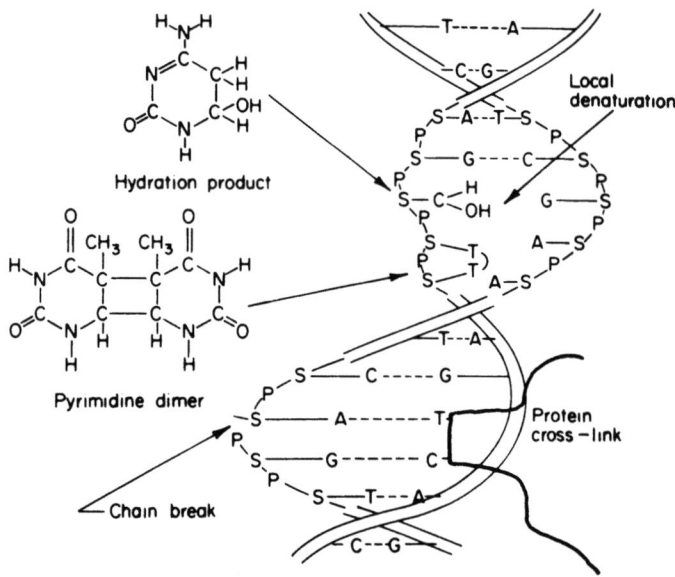

Abb. 8. Schematische Darstellung der verschiedenen DNS-Schäden durch UV-Bestrahlung: Pyrimidin-Dimere (T̂T). Cytosinhydratation (lokale Denaturierung, instabil). Einzelstrangbruch (chain break). Protein-(Aminosäuren)-Vernetzung (Protein cross-link)

– Aminosäuren (Protein-) Querverbindungen mit der DNS sowie Einzelstrangbrüche der DNS kommen vor, sind stabil, jedoch in der Häufigkeit gegenüber den vorgenannten Reaktionen wesentlich seltener.

1. Aktionsspektrum der DNS-Schäden

Das Aktionsspektrum der DNS-Schäden zeigt in vitro ein Maximum im UVC und kurzwelligen UVB, während die Sonnenbestrahlung an der Erdoberfläche nur langwelliges UVB und UVA enthält. (> 297 nm). Diese Diskrepanz zwischen Aktionsspektrum der DNS-Schäden und verfügbarem Sonnenlicht auf der Haut kann durch biologische Versuche geklärt werden, da in vivo im Hautorgan das Aktionsspektrum der DNS-Schäden deutlich breiter ist als in vitro und praktisch das ganze UVB bis über 300 nm umfaßt. Dies ist an Mäusehaut, an Meerschweinchen und in Stichproben auch an menschlicher Haut dargestellt worden, wobei die Pyrimidin-Dimere als relevante Meßgröße verwendet wurden. Abbildung 9 zeigt das Aktionsspektrum von UV-induzierten DNS-Schäden an Mäusehaut. Bei diesen Messungen wurden einerseits die Pyrimidin-Dimere direkt gemessen, andererseits an deren Reparatur indirekt nachgewiesen [5, 26].

Schäden an der DNS in lebenden Zellen sind zu einem großen Teil irreversibel und zerfallen nicht spontan. Sie führen demnach zu einer funktionellen Schädigung der DNS, des Zellkerns und damit der Zellen. Dies zu verhindern, ist jede Zelle mit einer Reihe von Reparatur- oder Erholungsmechanismen ausge-

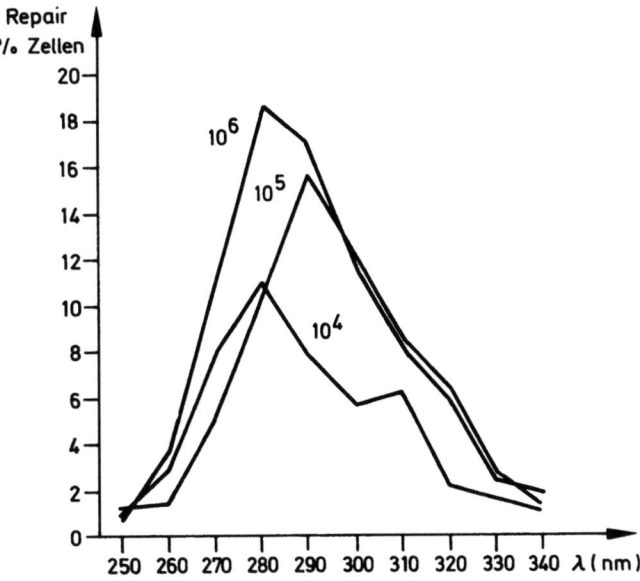

Abb. 9. Aktionsspektrum der Repair-Aktivität an Mäuse-Epidermis. Abszisse: Wellenlänge (nm) der monochromatischen Bestrahlung (Bandbreite ± 5 nm). Ordinate: % Zellen mit Repair-Aktivität (3–10 Silberkörner/Kernfläche). 3 Kurven für verschiedene Dosen (erg cm^{-2}, n = 8)

stattet, die es erlaubt, UV-induzierte Schäden vor der nächsten Zellteilung (DNS-Replikation) zu beheben.

2. Celluläre Reparaturmechanismen

a) Exzisionsreparatur (dark repair)

Es handelt sich um einen mehrschrittigen enzymatischen Vorgang, der ohne zusätzliche Bestrahlung im Dunkeln während der ersten Stunden nach der UV-induzierten Schadensbildung die Pyrimidin-Dimere erkennt, herausschneidet und durch neue, intakte ersetzt. Dabei dient der komplementäre DNS-Strang als Vorlage zur Wiederherstellung der ursprünglichen Basensequenz, die fehlerfrei erfolgt. Diese unprogrammierte DNS-Synthese läuft während der G_1- und G_2-Phase ab. Pro Schaden werden zwischen 30 und 100 Basen ausgewechselt. Der Vorgang kann nur eine bestimmte Zahl Schäden pro Zeiteinheit reparieren und ist deshalb bei einer starken Bestrahlung zu überfordern. In diesem Fall persistieren Schäden, die in der nächstfolgenden Replikation verdoppelt werden und damit irreversibel in den DNS-Strang eingehen. Als Modell für einen Defekt oder eine teilweise funktionelle Störung der Excisionsreparatur kann der Formenkreis des Xeroderma pigmentosum dienen. Dabei kann man verschiedene Komplementierungsgruppen (A–G) unterscheiden, die eine unterschiedlich starke Restaktivität der Excisionsreparatur aufweisen und entsprechende Schweregrade der klinischen Erscheinungen zeigen (Abb. 10, s. S. 6).

b) Photoreaktivierung (light repair)
Es handelt sich um einen zweischrittigen enzymatischen Vorgang, bei dem in situ die Pyrimidin-Dimere durch ein energieabhängiges Enzym gelöst werden. Die Energie wird durch langwelliges UV und sichtbares Licht verfügbar. Die Photoreaktivierung ist fehlerfrei. Sie ist an menschlichen Fibroblasten nachzuweisen.

c) Reparatur von Einzelstrangbrüchen (rejoining, gap filling)
Dieser Reparaturvorgang spielt vor allem bei den Einzelstrangbrüchen nach ionisierender Bestrahlung eine Rolle. Er läuft in 30 min nach der Schadenssetzung ab und wechselt pro Bruch 3–4 Basen aus. Dieser Vorgang spielt bei UV-induzierten Schäden eine geringe Rolle.

d) Reparatur durch genetische Rekombination (post replicational repair, bypass repair)
Unmittelbar nach der semikonservativen Replikation oder noch während derselben vermag eine Zelle durch Rekombination geschädigte Abschnitte eines Stranges auszumerzen und damit zu „überlesen". Ein mehrschichtiges Bruch- und Reunionsmodell wird angenommen. Dieser Reparaturvorgang erscheint ausgesprochen fehleranfällig zu sein. Als Modell für einen Defekt der postreplikativen Reparatur dient das Krankheitsbild der XP-Varianten, bei welchen diese Reparaturmöglichkeit reduziert oder defekt ist und die klinisch das Bild eines tardiv auftretenden Xeroderma pigmentosum zeigen [7, 13, 16]. Die als pigmentiertes Xerodermoid beschriebenen Fälle gehören in diese Gruppe [3].

Betrachtet man die Vielfalt der UV-induzierten DNS-Schäden und die Vielfalt der Reparaturvorgänge, so ist es verständlich, daß auch bei einem hohen Anteil korrekter Reparatur und damit Wiederherstellung der ursprünglichen DNS-Information und DNS-Funktion immer wieder Fehler entstehen und persistieren. In Abb. 6 ist dies schematisch dargestellt. Dabei ist zu beachten, daß die Folgen auf cellulärer Ebene, die sich an Nichtreparatur oder Falschreparatur anschließen, vielfältig sein können. Bei fehlender oder ungenügender Reparatur ist deutlich, daß die primär gesetzten Schäden zu einem gewissen Ausmaß persistieren und sich bei der nachfolgenden Replikation auswirken:
a) Persistieren *Pyrimidin-Dimere,* so ist die DNS an dieser Stelle nicht ablesbar und damit die Replikation dieses Abschnitts unterbrochen. Es kommt zu einem Informationsverlust größeren Ausmaßes, der in der Regel zu einem Stopp der gesamten Replikation und zu einer Verhinderung weiterer Zellteilungen führt. Sind funktionell wichtige Bereiche betroffen, stirbt die Zelle rasch ab.

Pyrimidin-Dimere stellen keine geeignete Erklärungsmöglichkeit für somatische Mutationen oder alterierte Funktionen der Zellen dar.

b) Erfolgt die Replikation mit *hydrierten Cytosinen,* so werden diese als Uracil und damit als Thyminhomologe erkannt und paaren nicht mit einem Guanin, sondern mit einem Adenin. In der Folge kommt es an dieser Stelle zu einem Paaraustausch; anstelle von G-C steht A-T, das Modell einer Punktmutation. Auf diese Weise läßt sich eine alterierte Funktion erklären oder eine somatische Mutation, die schrittweise zur Cancerisierung führt. Da aber die hydrierten Cytosine nicht lange persistieren und die UV-Bestrahlung auf cellulärer Ebene die nachfolgende S-Phase maßgeblich verzögert, kann man annehmen, daß die meisten hydrierten Cytosine wieder dehydriert werden, so daß der Zelle zur nächsten Replikation eine intakte Information zur Verfügung steht.

Werden irreversible DNS-Schäden in der Latenzzeit bis zur nächsten S-Phase nicht repariert, so führen sie zur Inaktivierung und zum Tod der Zelle. Eine Tatsache, welche die Vielzahl der somatischen Mutationen und der Zellen mit alterierten Funktionen nicht oder nur ungenügend erklärt. Nachgewiesen ist aber, daß Zellen mit schwachen Reparaturmöglichkeiten (Xeroderma pigmentosum) und Zellen, die bei Normalreparatur ständig mit Schäden überfordert werden, zu einer Vielzahl von Lichtcarcinomen und zu einer vorzeitigen und betonten aktinischen Elastose als Ausdruck gestörter Fibroblastenfunktion kommen. XP-Fibroblasten zeigen zwar unter UV-Bestrahlung eine erhöhte Absterberate, aber auch eine Vermehrung von Mutationen [17]. Zur Erklärung dieser Diskrepanz hat man angenommen, daß ein weiterer Reparaturmechanismus gefunden werden könnte, der persistente DNS-Schäden repariert. Dieser Vorgang erscheint im Normalzustand inaktiv und ist nur durch persistente Schäden, vor allem durch Pyrimidin-Dimere zu aktivieren. Er ist fehleranfällig und führt zu Punktmutationen oder Leseraster-Mutationen (frame-shift mutations), die nicht zwangsläufig zum Absterben der Zelle führen, sondern die Möglichkeit einer somatischen Mutation eröffnen. Dieser Reparaturmechanismus wird SOS-repair genannt und er scheint nicht nur bei Prokaryonten, sondern auch bei eukaryotischen Zellen nachweisbar zu sein [21, 22, 28].

Als gesichert gilt, daß in Folge einer UV-Bestrahlung, abhängig von der Zahl und der Energie der absorbierten Lichtquanten, Schäden an der DNS der vitalen Epidermiszellen und auch an den Melanocyten entstehen. Die Verdickung der Hornschicht und der Pigmentschutz können durch stellvertretende Absorption diese DNS-Schäden vermindern oder gar verhindern. Dabei sind zwei Phänomene zu beobachten, zum einen die Zahl und die Schwere der lichtinduzierten Malignome und zum anderen die Latenzzeit zwischen ursächlicher Bestrahlung und Auftreten der Lichtcarcinome. Anhand von seltenen Modellkrankheiten kann abgeschätzt werden, wie stark und auf welche Einflußgröße das Fehlen eines Schutzmechanismus sich auswirkt. Schematisch ist dies in Abb. 6 dargestellt und in Tabelle 3 zusammengefaßt. Es ist klar ersichtlich, daß die heterogene Gruppe von Xeroderma pigmentosum (XP mit Aufteilung der Komplementie-

Tabelle 3. Modellkrankheiten, welche die Induktion von lichtinduzierten Malignomen der Haut und die Latenzzeit deren Realisierung beeinflussen

	Lichtinduzierte Präcancerosen und Malignome	Latenzzeit (Jahrzehnte)
Normale Kontrolle	Normal	Normal
XP (Gruppen A > G)	Stark gesteigert	Stark verkürzt
XP-Varianten	Gesteigert	Verkürzt
Albinismus-Typen	Gesteigert	Normal
Chron. Immunsuppression	Normal	Verkürzt

rungsgruppen A-G) das Modell mit der schwersten Beeinträchtigung darstellt. Die Zahl der lichtinduzierten Malignome ist stark gesteigert und die Latenzzeit ganz entscheidend verkürzt [3, 7, 13, 16, 24].

Neben den Modellerkrankungen, welche klinisch und experimentell die Sicherheit der Aussage ermöglichen, finden sich aber eine große Zahl von lichtempfindlichen Menschen, die erfahrungsgemäß frühzeitig und vielfältig Präcancerosen, Carcinome und Melanome auf melanotischer Präcancerose an lichtexponierten Hautstellen bekommen. Die Untersuchungen und Beobachtungen legen nahe, daß diese Lichtempfindlichkeit nicht allein definiert werden kann durch das fehlende oder inhomogen verteilte Pigmentkleid, sondern daß als zweite Charakterisierung die Aktivität der Reparaturfähigkeit der betroffenen Hautzellen eine wesentliche Rolle spielt. Dies ist in Abb. 5 schematisch

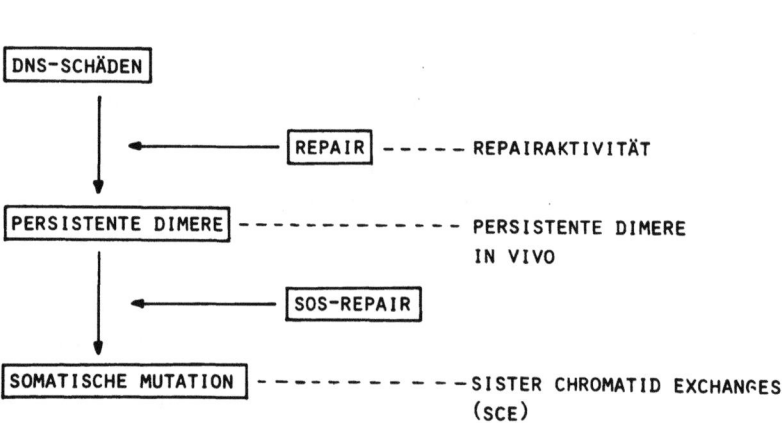

Abb. 11. Ausschnitt aus der Kaskade der Ereignisse, welche nach einer starken UV-Bestrahlung der menschlichen Haut ablaufen (vgl. Abb. 6). Meßgrößen der Risikoerfassung

dargestellt. Ein besonderes Risiko für lichtinduzierte Hautcarcinome und Melanome kommt der Menschengruppe zu, die mit geringem oder inhomogenem Pigmentkleid versehen (Hauttypen I und II) eine herabgesetzte Aktivität des Excisionsreparaturmechanismus aufweisen. Infolge des geringen Pigmentschutzes wird eine Bestrahlung zu einer relativ hohen Zahl von DNS-Schäden führen, welche durch die Excisionsreparatur zwar fehlerfrei aber unzureichend behoben werden. Es resultieren persistente Pyrimidin-Dimere, welche ihrerseits den fehlerhaften SOS-repair-Mechanismus auslösen. So induzierte Fehler können zu somatischen Mutationen in überlebenden Zellen führen und Ausgangspunkte maligner cloni darstellen. In Abb. 11 ist dieser Abschnitt der Ereigniskaskade im Anschluß an eine UV-Bestrahlung der Haut gesondert dargestellt. Zudem ist aufgezeigt, auf welchen Stufen Meßmöglichkeiten zur Risikoerfassung und damit zur prospektiven Beratung bestehen.

B. Die Risikoerfassung von lichtinduzierten Malignomen der Haut

Die Risikoerfassung erfolgt zunächst an Patientengruppen mit manifesten lichtinduzierten Präcancerosen und Malignomen der Haut. Davon ausgehend wird angestrebt, die Meßparameter auch bei jungen Menschen anzuwenden, die aus vielfältigen Gründen (Beruf, Freizeit, Militär etc.) starke oder übermäßige Sonnenexpositionen zu erwarten haben. Die prospektive Beratung ergibt sich aus der Risikoerfassung und soll nicht nur die Aufklärung über das biologisch meßbare Risiko umfassen, sondern auch die individuellen Schutzbedürfnisse und deren Möglichkeiten aufzeigen. Des weiteren ergeben sich Entwicklungs- und Ausarbeitungsanstöße für adäquate Schutzmaßnahmen.

Trotz häufiger Vermischung und Überschneidung ist es zweckmäßig, zunächst die Patientengruppen mit multiplen lichtlokalisierten Präcancerosen, Basaliomen und Spinaliomen gesondert zu betrachten und davon abgetrennt die Gruppe der Melanom-Patienten zu untersuchen. Letztere müssen unter Berücksichtigung der klinisch-histologischen Kriterien aufgeteilt werden in LMM, NM und SSM.

Folgende Risikoerfassungen sind theoretisch und praktisch verfügbar und zeigen tatsächliche Anhaltspunkte zur experimentell-klinischen Verwertbarkeit:

1. Messung der cellulären Repair-Aktivität

An peripheren Blutlymphocyten von Patienten mit aktinischen Keratosen und lichtinduzierten Malignomen konnte gezeigt werden, daß deren Repair-Aktivität niedriger ist als diejenige von gleichaltrigen Kontrollpersonen ohne lichtinduzierte Präcancerosen oder Tumore [1, 15]. Die Aussage kann statistisch gesichert werden. In gleiche Richtung sprechen Versuche an angezüchteten Fibroblasten aus lichtexponierter Haut von Patienten mit aktinischen Keratosen, die ebenfalls eine Reduktion der Repair-Aktivität nach einer Modell-UV-Bestrahlung in vitro zeigen im Vergleich zu Kontrollen von nicht lichtgeschädigten Patienten [25]. Hier erhebt sich natürlich der Einwand, daß nicht alle dermalen Fibroblasten die gleichen Wachstumspotenzen aufweisen und dadurch die Versuche an einer Auslese von Zellen durchgeführt wurden. Es ist nicht auszuschließen, daß eine gewisse Korrelation zwischen Auswachs-Effektivität und Repair-Aktivität bestehen könnte. Ein ähnlicher Einwand gilt auch für entsprechende Versuche an kultivierten Keratinocyten oder Melanocyten.

An peripheren weißen Blutzellen von Patienten mit malignen Melanomen wurde ebenfalls die UV-induzierte DNS-Kapazität bestimmt und gegenüber einer Kontrollgruppe normal, also nicht erniedrigt, befunden [23]. Von den 17 untersuchten Melanompatienten handelt es sich um 10 SSM, die sich gleich wie das gesamte Melanomkollektiv und die Kontrollen verhielten. Eine spezielle Angabe für die LMM ist der Arbeit nicht zu entnehmen.

2. Messung von persistenten Dimeren

Im letzten Jahr ist es gelungen, eine Methode zur Bestimmung von Auftreten und Reparatur der in vivo UV-induzierten Pyrimidin-Dimere zu entwickeln. Im Anschluß an eine suberythematogene Bestrahlung wurde die Haut excidiert, die DNS mit UV-spezifischen Endonuklease (Micrococcus luteus) und alkalischer Agarose-Elektrophorese extrahiert sowie mit Ethidiumbromid gefärbt. Vergleiche mit nichtbestrahlter und gleichbehandelter Haut wurden angestellt. Damit konnten die UV-induzierten Pyrimidin-Dimere gemessen sowie der Verlauf deren Reparatur beschrieben werden [2, 26]. Die Kinetik der Reparatur zerfällt in eine erste schnelle Phase und eine zweite langsamere. Zunächst werden in der ersten Stunde mindestens 50% der Dimere entfernt. Während der anschließenden 24 Std werden weitere 40% der Dimere entfernt, so daß 24 Std nach einer suberythematösen Bestrahlung noch höchstens 10% der gebildeten Dimere persistieren [2]. Es sind bisher keine Versuche publiziert, welche die Reparaturkinetik UV-induzierter Dimere nach starker oder übermäßiger Bestrahlung beschreibt und auch nicht solche, die eine Beziehung zum Hauttyp und zum Carcinomrisiko aufstellen. Dieser Weg scheint nun theoretisch und technisch begehbar.

3. Messung der spontanen und der lichtinduzierbaren Geschwister-Chromatid-Austauschstellen (SCE)

Die Geschwister-Chromatid-Austauschstellen (SCE) und die Chromosomenaberrationen stellen zwei Typen von cytogenetischen Endpunkten dar, welche es gestatten, mutagene und auch carcinogene Einflüsse auf Chromosomen nachzuweisen. Dennoch unterscheiden sich die beiden Phänomene in wichtigen Punkten [29]. Die Anzahl SCE ist positiv korreliert mit der Mutationsrate und kompatibel mit dem Überleben der Zellen, während Chromosomenaberrationen in aller Regel zum Tod der Zellen führen. Die Zählung der induzierten SCE stellt das empfindlichste Merkmal zur Mutagenitätstestung an menschlichen Zellen dar. Vermehrte SCE sind Ausdruck der somatischen Mutation im Anschluß an eine fehlerhafte Reparatur oder aber Korrelat dieser Ereigniskette. Aus diesem Grund kann die Erhöhung der spontanen SCE und auch die lichtinduzierte in vitro-Erhöhung der SCE zur Risikoerfassung herbeigezogen werden. Dies ist in kleinen Serien sowohl bei 7 Melanom-Patienten (3 NM, 2 SSM, 2 LMM) durchgeführt worden [10] und bei 21 Patienten mit multiplen lichtinduzierten Präcancerosen und Spinaliomen [11]. Beide Risikogruppen zeigen Erhöhungen der spontanen und der lichtinduzierten SCE. Die Melanomgruppe zeigt eine deutliche Erhöhung gegenüber der Kontrollgruppe, unabhängig vom Melanom-Typ, und die Nicht-Melanom-Tumorgruppe zeigt eine noch viel deutlichere Erhöhung der SCE. Die Erhöhung der Nicht-Melanomgruppe gegenüber der Melanomgruppe ist ebenso statistisch gesichert wie die Erhöhung der beiden gegenüber der Kontrollgruppe. In Abb. 12 sind diese Resultate zusammengefaßt.

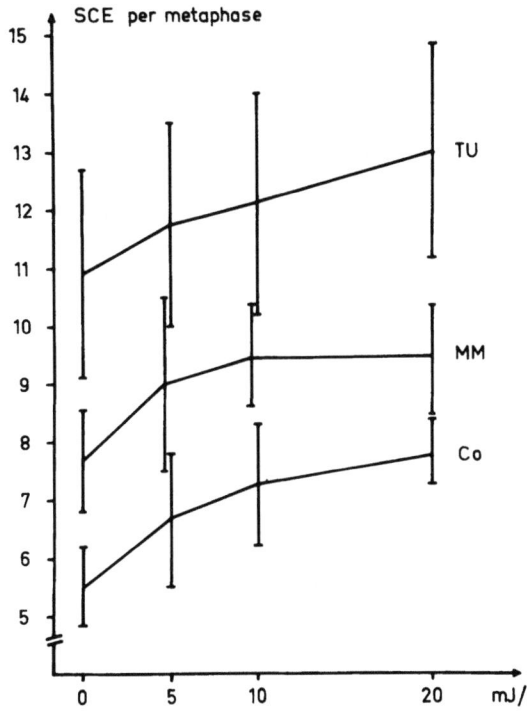

Abb. 12. Mittelwerte und Standardabweichungen der Anzahl SCE in Blutlymphocyten von Patienten mit Nicht-Melanom-Hauttumoren (TU, n = 21), von gesunden Kontrollen (CO, n = 21) und von Melanom-Patienten (MM, n = 7) in Abhängigkeit der in vitro UVC-Bestrahlung

4. Messung der Persistenz eines kräftigen Erythems

Das UV-Erythem (Sonnenbrand) ist die typische und charakteristische Sofortwirkung einer übermäßigen Bestrahlung. Obschon pathogenetisch keine Gemeinsamkeit mit der Ereigniskaskade besteht, welche zu Spätveränderungen an der Haut führt, scheint eine gewisse Beziehung zwischen der Erythemtoleranz der Haut und der Inzidenz von Lichtschäden zu bestehen. Dies wird am besten durch die Beziehung der minimalen Erythemdosis (MED) zur Grundpigmentierung dargestellt, wobei die minimale Erythemdosis die Bestrahlungszeit einer definierten Bestrahlungsqualität darstellt, die nach 24 Std ein gerade sichtbares Erythem bewirkt. Diese Beziehung ist in Abb. 5 dargestellt. Es besteht aber noch eine Beziehung, nämlich diejenige zwischen der Abklingzeit eines kräftigen Erythems (6 MED) und der Inzidenz von Lichtcarcinomen. Diese Beziehung scheint viel weniger vom Pigmentierungstyp abhängig zu sein, als von anderen Risikofaktoren der Lichtcarcinomentstehung. Bei Patienten ohne lichtinduzierte Präcancerosen oder Carcinome klingt ein kräftiges Erythem nach 5 bis 10 Tagen ab, während es in der Regel bei Risikopatienten für Melanome und für Nicht-Melanomtumoren der Haut über 2 bis 3 Wochen persistiert. Es hat sich gezeigt, daß die Persistenz eines kräftigen Erythems bei Risikogruppen für lichtinduzierte Nicht-Melanomtumoren (n = 58) und bei Patienten mit Melanomen (n = 20) signifikant häufiger nachzuweisen ist als bei gleichaltrigen Kontrollpersonen ohne lichtinduzierte Spätschäden (n = 51). Auffallend ist, daß innerhalb der allerdings nicht sehr umfangreichen Melanomgruppe keine Unterschiede bestehen zwischen den verschiedenen Melanomtypen (10 NM, 5 SSM, 5 LMM). Diese Resultate sind in Abb. 13 zusammengefaßt [9, 10, 27]. Es handelt sich bei der Beobachtung und Beurteilung der Persistenz eines starken Erythems um eine empirische Beobachtung, die noch nicht durch pathogenetische Untersuchungen

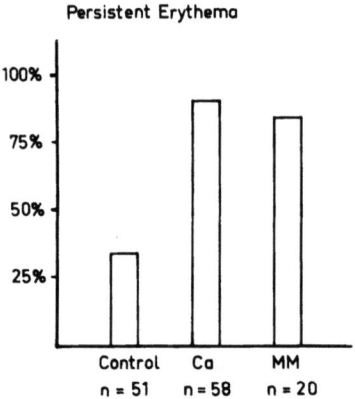

Abb. 13. Häufigkeit eines persistenten Erythems bei Kontrollen, bei Patienten mit Nicht-Melanom-Tumoren (Ca) und bei Melanom-Patienten (MM)

abgesichert und in Beziehung zu den anderen Meßgrößen der Risikoerfassung gesetzt werden kann.

Neben der klinischen und morphologischen Erfassung der lichtinduzierten Präcancerosen und Malignome der Haut haben die epidemiologische Aufarbeitung sowie die experimentellen Arbeiten wesentliches zu Kenntnis und Erfassung des Risikos der Lichtexposition beigetragen. Das individuelle Risiko allerdings ist gekennzeichnet vom Pigmentkleid der Haut und von den Reparaturmöglichkeiten der exponierten Zellen, welche, sofern sie Schäden ihrer DNS auf Tochterzellen übertragen, über somatische Mutationen Ausgangspunkte maligner Zellcloni abgeben können. In neuerer Zeit gelingt es, das individuelle Risiko zu erfassen, zu messen und damit prognostisch auszuwerten. Erste Versuche zeigen, daß dieser Weg begehbar ist, wenn auch die Gruppengrößen der untersuchten Patienten noch sehr klein sind. Die Messung der cellulären Repairaktivität, der spontanen und lichtinduzierten SCE sowie der Persistenz eines kräftigen Erythems lassen die Gruppe der Nicht-Melanomtumoren deutlich abgrenzen von den Kontrollen (Tabelle 4). Gleichsinnig, jedoch weniger ausge-

Tabelle 4. Schematische Darstellung der Meßmethoden zur Risikoerfassung für Lichtcarcinome und für Melanome

	Lichtkarcinome	Melanome
Repairaktivität		
vermindert in Lymphocyten	+	−
Fibroblasten	+	fehlt
SCE-Rate		
erhöht in Lymphocyten	++	+
Persistentes Erythem	+	+

prägt, lassen sich auch die Patienten mit Melanomen charakterisieren, obschon zwischen den lichtinduzierten LMM und den anderen Melanomtypen bisher keine deutlichen Unterschiede herauszuarbeiten sind. Die Messung von persistenten Dimeren in vivo scheint nun möglich und könnte die Palette der verfügbaren Meßgrößen bereichern und abrunden. Ausgedehnte Studien an Patienten und prospektive Untersuchungen an jungen Menschen müssen sich anschließen.

Literatur

1. Abo-Darub JM, Mackie R, Pitts JD (1978) DNA repair deficiency in lymphocytes from patients with actinic keratosis. Bull Cancer 65:357–362
2. D'Ambrosio SM, Slazinski L, Whetstone JW, Lowney E (1981) Excision repair of UV-induced pyrimidine dimers in human skin in vivo. J Invest Dermatol 77:311–313

3. Fischer E, Jung EG, Cleaver JE (1980) Pigmented xerodermoid and XP-variants. Arch Dermatol Res 269:329–330
4. Hoxtell EO, Mandel JS, Murray SS, Schuman LM, Goltz RW (1977) Incidence of skin carcinoma after renal transplantation. Arch Dermatol 113:436–438
5. Jung EG, Bohnert E, Erbs G, Knobloch Gv, Müller S (1971) Wavelength dependence of UV induced alterations of epidermal cells in hairless albino mice. Arch Derm Forsch 241:284–291
6. Jung EG (1975) Sun and skin. Dermatologica 151:257–267
7. Jung EG (1978) Xeroderma pigmentosum; heterogenous syndrome and model für UV carcinogenesis. Bull Cancer 65:315–322
8. Jung EG, Bohnert E (1979) Lichtbiologie der Haut. In: Jadassohn J (ed) Handbuch der Haut- und Geschlechtskrankheiten, Ergänz-Bd. I/4A. Springer, Berlin Heidelberg New York, pp 459–540
9. Jung EG, Furtwängler, M, Klostermann G, Bohnert E (1980) Light-induced skin cancer and prolonged UV-erythema. Arch Dermatol Res 267:33–36
10. Jung EG, Günthart K, Metzger RFG, Bohnert E (1981) Risk factors of the cutaneous melanoma phenotype. Arch Dermatol Res 270:33–36
11. Jung EG, Luchsinger P, Bohnert E (1982) Elevated sister chromatid exchange (SCE) rate in patients with sun-induced skin tumors. Arch Dermatol Res 272:151–153
12. Koranda FC, Dehmel EM, Kahn G, Penn I (1974) Cutaneous complications in immunosuppressed renal homograft recipients. JAMA 29:419–424
13. Kraemer KH, Coon HG, Petinga RA, Barrett SF, Rahe AE, Robbins JH (1975) Genetic heterogeneity in xeroderma pigmentosum: complementation groups and their relationship to DNA repair rates. Pro Nat Acad Sci (USA) 72:59–63
14. Kripke ML (1980) Immunology of UV-induced skin cancer. Yearly review. Photochemistry and Photobiology 32:837–839
15. Lambert B, Ringborg U, Swanbeck G (1976) Ultraviolet-induced DNA repair synthesis in lymphocytes from patients with actinic keratosis. J Invest Dermatol 67:549–598
16. Lehmann AR, Kirk-Bell S, Arlett CF, Paterson MC, Lohman PHM, Weerd-Kastelein EA de, Bootsma D (1975) Xeroderma pigmentosum cells with normal levels of excision repair have a defect in DNA synthesis after UV-irradiation. Proc Nat Acad Sci (USA) 72:219–233
17. Maher VM, Quelette L, Curren R, McCormick J (1976) Frequency of ultraviolet light-induced mutation is higher in xeroderma pigmentosum variant cells than in normal human cells. Nature (London) 261:593–594
18. Marshall V (1974) Premalignant and malignant skin tumours in immunosuppressed patients. Transplantation 17:272
19. Parsons PG, Gross P (1980) DNA damage and repair in human cells exposed to sunlight. Photochemistry and Photobiology 32:635–641
20. Penn I (1975) The incidence of malignancies in transplant recipients. Transplant Proc 7:323–326
21. Radman M (1975) SOS repair hypothesis: phenomenology of an inducible DNA repair which is accompanied by mutagenesis. In: Hanawalt PC, Setlow RB (eds) Molecular mechanisms for repair of DNA. Plenum Press, New York London, pp 355–367

22. Radman M (1980) Is there SOS induction in mammalian cells? Yearly review. Photochemistry and Photobiology 32:823–830
23. Ringborg U, Lagerlöf B, Lambert B (1980) Normal UV-induced DNA repair synthesis in peripheral leukocytes from patients with malignant melanoma of the skin. J Invest Dermatol 74:72–73
24. Robbins JH, Moshell AN (1979) DNA-repair processes protect human beings from premature solar skin damage: evidence from studies on xeroderma pigmentosum. J Invest Dermatol 77:102–107
25. Sbano E, Andreassi L, Fimiani M, Valentino A, Baiocchi R (1978) DNA repair after irradiation in skin fibroblasts from patients with actinic keratosis. Arch Dermatol Res 262:55–61
26. Sutherland BM, Harber LC, Kochevar IE (1980) Pyrimidine dimer formation and repair in human skin. Cancer Res 40:3181–3185
27. Tanenbaum L, Parrish JA, Harley AH, Fitzpatrick TB, Pathak MA (1976) Prolonged ultraviolet light-induced erythema and the cutaneous carcinoma phenotype. J Invest Dermatol 67:513–517
28. Witkin EM (1976) Ultraviolet mutagenesis and inducible DNA repair. Ann Rev Genetics 3:525–552
29. Zanzoni F, Baumann JWA, Jung EG (1979) Sister chromatid exchange (SCE) in human lymphocytes. Effect of UVC irradiation and age. Arch Dermatol Res 265:283–287

Sitzungsberichte der Heidelberger Akademie der Wissenschaften
Mathematisch-naturwissenschaftliche Klasse
Erschienene Jahrgänge

2. W. Doerr. Pathologie der Coronargefäße. Anthropologische Aspekte. (vergriffen).
3. H. Bippes. Experimentelle Untersuchung des laminar-turbulenten Umschlags an einer parallel angeströmten konkaven Wand. Antiquarisch. Preis auf Anfrage.
4. K. Goerttler. Stimme und Sprache. Antiquarisch. Preis auf Anfrage.
5. B. L. van der Waerden. Die „Ägypter" und die „Chaldäer". (vergriffen).

Inhalt des Jahrgangs 1973:

1. V. Becker. Form, Gestalt und Plastizität. (vergriffen).
2. H. Neunhöffer. Über die analytische Fortsetzung von Poincaréreihen. (vergriffen).
3. F. W. Rieben. Zur Orthologie und Pathologie der Arteria vertebralis. Antiquarisch. Preis auf Anfrage.
4. W. Doerr. Über die Bedeutung der pathologischen Anatomie für die Gastroenterologie. (vergriffen).

V. H. Bauer. Das Antonius-Feuer in Kunst und Medizin. Supplement zum Jahrgang 1973. DM 68,-.

Inhalt des Jahrgangs 1974:

1. H. Seifert. Minimalflächen von vorgegebener topologischer Gestalt. DM 12,-.
2. A. Dinghas. Zur Differentialgeometrie der klassischen Fundamentalbereiche. DM 20,80.
3. Th. Nemetschek. Biosynthese und Alterung von Kollagen. DM 19,50.
4. W. Doerr, W.-W. Höpker und J. A. Rossner. Neues und Kritisches vom und zum Herzinfarkt. (vergriffen).

W. W. Höpker. Spätfolgen extremer Lebensverhältnisse. Supplement zum Jahrgang 1974. (vergriffen).

Inhalt des Jahrgangs 1975:

1. M. Ratzenhofer. Molekularpathologie. DM 32,-.
2. E. Kauker. Vorkommen und Verbreitung der Tollwut in Europa von 1966-1974. DM 19,-.
3. H. E. Bock. Die Bedeutung von Konstellation und Kondition für ärztliches Handeln. DM 16,-.
4. G. Schettler. Neue Ergebnisse der klinischen Fettstoffwechselforschung. (vergriffen).

V. Becker und H. Schmidt. Die Entdeckungsgeschichte der Trichinen und der Trichinosis. Supplement zum Jahrgang 1975. DM 28,-.

Inhalt des Jahrgangs 1976:

1. W. Bersch und W. Doerr. Reitende Gefäße des Herzens. Homologiebegriff und Reihenbildung. DM 38,-.
2. H. Schipperges. Arabische Medizin im lateinischen Mittelalter. DM 68,-.
3. M. Steinhausen and G. A. Tanner. Microcirculation and Tubular Urine Flow in the Mammalian Kidney Cortex (in vivo Microscopy). (vergriffen).
4. C. J. Hackett. Diagnostic Criteria of Syphilis, Yaws and Treponarid (Treponematoses) and of Some Other Diseases in Dr riffen).
5. W. Doerr, J. A. Roßner, R. L diomyopathie, idiopathische und erworbene,
H. Hamperl. Robert Rössle in Supplement 1.
DM 32,-.
W.-W. Höpker. Obduktionsgt ät Heidelberg 1841-1972. Supplement 2. DM

Inhalt des Jahrgangs 1977:

1. H. Schaefer. Kind - Familie - Gesellschaft. DM 28,80.
2. F. Gross. Homo Pharmaceuticus. (vergriffen).
3. G. Döhnert. Über lymphoepitheliale Geschwülste. (vergriffen).
4. W. Doerr und J. A. Roßner. Toxische Arzneiwirkungen am Herzmuskel. (vergriffen).

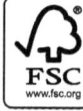

MIX
Papier aus verantwortungsvollen Quellen
Paper from responsible sources
FSC® C105338

If you have any concerns about our products,
you can contact us on
ProductSafety@springernature.com

In case Publisher is established outside the EU,
the EU authorized representative is:
**Springer Nature Customer Service Center GmbH
Europaplatz 3, 69115 Heidelberg, Germany**

Printed by Libri Plureos GmbH
in Hamburg, Germany